LETTRE

SUR

LA SYPHILIS.

Autres ouvrages de M. Ratier.

Essai sur l'éducation physique des enfants. *Mémoire couronné par la Société de médecine de Bordeaux.* Paris, 1821, in-8.

Traité élémentaire de matière médicale. Paris, 1829, 2 vol. in-8.
10 fr. 50 c.

Coup d'œil sur les cliniques médicales de la Faculté de médecine et des hôpitaux civils de Paris. Paris, 1830, in-8.   3 fr.

Quelles sont les mesures de police médicale les plus propres à arrêter la **Propagation de la maladie vénérienne?** *Mémoire couronné par la Société de médecine de Bruxelles.* Paris, 1836, in-8.   1 fr. 25 c.

Application de la méthode ectrotique au traitement des symptômes primitifs de la maladie vénérienne. Paris, 1827, in-8.   1 fr. 25 c.

Nouvelle médecine domestique. Paris, 1825, 2 vol. in-8.   15 fr.

Formulaire pratique des hôpitaux civils de Paris, quatrième édition. Paris, 1832, in-18.

Corbeil, imp. de CRÉTÉ.

LETTRE

SUR

LA SYPHILIS

PAR F. RATIER,

Médecin du Collége municipal de Rollin,
Membre correspondant de la Société royale de médecine de Bordeaux,
et de la Société des sciences naturelles et médicales de Bruxelles, etc.

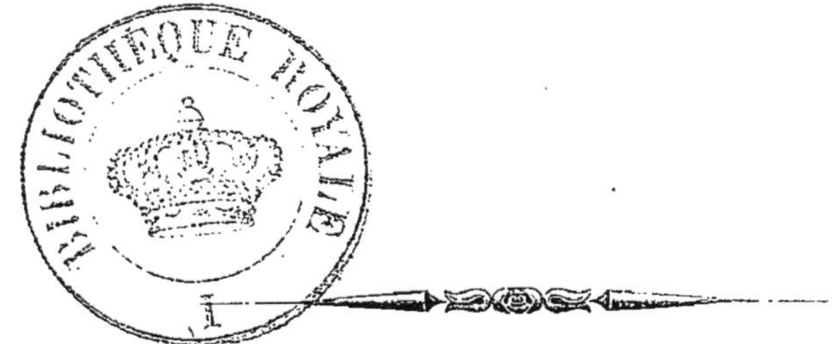

A PARIS,

CHEZ J. B. BAILLIÈRE,

LIBRAIRE DE L'ACADÉMIE ROYALE DE MÉDECINE,

RUE DE L'ÉCOLE DE MÉDECINE, 17.

A LONDRES, CHEZ H. BAILLIÈRE, 219, REGENT-STREET.

1845

INTRODUCTION.

L'écrit qu'on va lire a déjà paru dans le tome X des *Annales de la chirurgie française* ; quelques exemplaires ont été tirés à part. Je le reproduis ici sans y rien changer d'essentiel, et me bornant à un post-scriptum destiné à quelques développements. Il m'aurait été facile de faire un livre, je ne l'ai point voulu, persuadé qu'on ne lit point les ouvrages volumineux lorsqu'on est livré à la pratique de la médecine, et d'une autre part, comptant sur l'intelligence et le savoir de mes lecteurs, comme je pense qu'ils veulent bien compter sur ma bonne foi.

Les opinions que j'ai émises sur la syphilis auraient, il y a vingt-cinq ans, suscité un *tolle* universel. Aujourd'hui elles sont admises, en partie, par un grand nombre de personnes qui seulement n'ont pas songé à les réunir en faisceau et à les pousser jusqu'au bout ; de même qu'il ne leur est pas venu à la pensée de rassembler et de considérer en face, pendant un quart d'heure, la masse de préceptes bizarres et d'idées contradictoires qui remplissent les livres, les journaux, toutes les fois qu'il est question de la syphilis, et qui viennent s'étaler dans les consultations verbales et par écrit de ceux qu'on appelle les princes de la science. Si j'avais du loisir, je voudrais écrire les variations des doctrines médicales sur la syphilis depuis cinquante ans seulement ; et, me bornant à prendre les articles des principaux dictionnaires publiés dans cette période, comme résumant les doctrines, je dirais à mes confrères : voilà ce que vous avez admis et professé en 1790, en 1800, en 1810, etc. ; voyons de bonne foi et entre nous, qu'en pensez-vous? Les autres branches de l'art de guérir ont-elles subi des révolutions analogues? Oui ou non! Répondez, à quoi vous en tenez-vous? Quelle est, en définitive, la base de votre pratique?

On a cru à l'indispensable nécessité du mercure, voilà maintenant qu'on y substitue presqu'exclusivement l'iodure de potassium. Pourquoi? On ne craint plus aujourd'hui de supprimer les blennorrhagies dès le début au moyen d'injections astringentes et caustiques; et il y a vingt années à peine, une pareille pratique eût été qualifiée de téméraire et de dangereuse au premier chef. On n'ose plus guère dire que les fractures sont plus fréquentes chez les vénériens, que la syphilis est la cause des scrofules, de la folie, etc. Mais il y a des hommes haut placés qui font prendre du mercure pendant six mois à faible dose, pour des symptômes primitifs, sans s'inquiéter du traitement local, tandis qu'à deux pas de là, on enseigne que le mercure est inutile dans la maladie récente. La foi s'est donc ébranlée ; le temps de l'examen et de la réforme est donc enfin venu : *Instauratio facienda est ab imis fundamentis.*

Il faut avoir une profonde et solide conviction pour entreprendre une pareille œuvre. Quelle gloire, en effet, ou quel profit peut espérer celui qui ne s'attribue aucune découverte, qui ne soulève pas même une question de priorité que les gens de son temps décideraient peut-être en sa faveur; et qui vient prouver à chaque médecin qu'il en sait autant qu'il lui en faut pour être utile à ses malades sans aucun secours étranger, s'il voulait voir avec ses yeux et juger avec son esprit. N'a-t-il pas pour adversaires naturels et pour ennemis tous les gens *omni genere* que le monopole *facit à gogo vivere*, comme dit Molière, et jusqu'aux malades eux-mêmes qui aiment, ainsi que chacun sait, les maladies auxquelles on ne connaît rien et les remèdes auxquels on ne connaît pas davantage? Combien de fois n'ai-je pas vu sortir de mon cabinet, avec les signes les moins équivoques du mécontentement et de l'incrédulité, des individus auxquels j'avais voulu prouver qu'ils n'avaient aucune affection syphilitique, et que je m'étais vainement efforcé de persuader, afin qu'ils renonçassent à des traitements aussi ruineux pour leur santé que pour leur bourse?

Eh bien, malgré cela, je continuerai ce que j'ai entrepris : je soutiendrai que la syphilis est une maladie comme une autre; facile à reconnaître et à guérir, plus que beaucoup d'autres. J'ai le droit de parler sincèrement, n'ayant aucun intérêt à soutenir une opinion, n'étant lié par aucun antécédent. En 1828, j'étais complétement étranger à l'étude des maladies syphilitiques. Le très-peu que j'en avais vu, je l'avais aperçu à travers le microscope en usage alors ; j'avais tout accepté et tout cru sans examen. A cette époque, publiant une revue des cliniques médicales des hôpitaux civils et de la faculté de Paris, ce qui était alors une innovation et presque une témérité, je suivis l'hôpital des vénériens. Cette circonstance me procure la connaissance et, j'ose le dire, l'amitié de feu Cullerier neveu, praticien judicieux et modeste, dont l'excellent esprit n'était rien moins que satisfait de ce qui se passait sous ses yeux, mais auquel une vaste clientèle ne laissait pas assez de loisir, pour entreprendre un long travail. Les autres médecins de l'hôpital ne faisaient guère d'efforts pour sortir de la route ouverte par leurs devanciers. Comme, dans mes conversations familières avec M. Cullerier, je lui exprimais ma surprise de voir inculte un champ si vaste, ce fut lui qui me proposa d'entreprendre de concert ce travail dans lequel il voulut bien mettre à ma disposition, avec une bonté dont je conserve un fidèle souvenir, ses conseils pleins de sagesse et de prudence. J'avais alors trente deux ans, j'étais docteur depuis dix ans, et je n'avais jamais cessé de suivre les hôpitaux, d'écrire et de me tenir au niveau de la science. Je me mis à l'œuvre, et là, pendant cinq ans consécutifs avec une assiduité à laquelle beaucoup d'anciens internes pourraient rendre témoignage, j'ai recueilli des observations de quoi faire plusieurs volumes assurément, en même temps que j'ai lu, la plume à la main, la plupart des auteurs qui ont écrit sur la syphilis. M. Cullerier, invité à faire les articles relatifs aux maladies vénériennes dans le *Dictionnaire de médecine et de chirurgie pratiques,* n'accepta qu'à la condition que je lui serais adjoint pour ce travail. Dans le même temps, je fis sur la spécialité quelques cours bien accueillis des élèves et suivis même par des médecins distingués. J'ajouterai avec prière de me la renvoyer, et je ferai ensuite le dépouillement de cette espèce de scrutin. Puis appuyé sur ces premiers documents, je continuerai l'enquête dans les départements, et, s'il le faut, à l'étranger, et enfin je publierai cette décision souveraine.

Je compte en outre faire prochainement une exposition de mes doctrines sur la maladie syphilitique, exposition à laquelle je convierai les médecins de Paris, et après qu'elle sera terminée, c'est-à-dire en trois ou quatre séances, je répondrai aux objections qu'on voudra bien me poser.

LETTRE

SUR

LA SYPHILIS.

Je viens soumettre au jugement des médecins
quelques vues pratiques sur la maladie syphilitique,
résultant pour moi d'études et d'observations suivies
en silence pendant quinze ans. Je serai court, néanmoins, non pas que les matériaux me manquent assurément, mais il n'y a rien de moins utile, à mon
sens, que de faire parcourir au lecteur toute la série
de ses travaux. Ce sont les conclusions qui lui sont
nécessaires, en médecine surtout, pour servir de
point de départ à sa pratique et à ses recherches;
car, on a beau dire, il faut toujours commencer par
agir *in verba magistri;* sauf à changer, d'après sa
propre expérience, ou à persévérer dans la voie
qu'on a d'abord embrassée, quand on la reconnaît
pour la meilleure après vérification. D'ailleurs, je
n'ai pas la pensée ambitieuse d'imposer à personne
ma façon de voir; je demande seulement qu'on

La maladie syphilitique s'est trouvée, par la nature des choses, l'objet d'une spécialité réprouvée (1) : il n'est donc pas extraordinaire qu'elle ait toujours été enveloppée d'un voile que chacun s'appliquait à rendre plus impénétrable. On troublait l'eau pour mieux pêcher : c'était tout simple. Mais il est arrivé de là que ces idées bizarres et incohérentes se sont emparées même des hommes honnêtes qui se sont ensuite occupés de la spécialité, et qui n'ont peut-être pas assez songé à se rendre compte de ce qui se passait sous leurs yeux, et à dépouiller de son merveilleux une maladie qui faisait leur fortune. Du reste, c'est un fait incontestable, que la plupart des praticiens ignorent presque complétement la maladie qui nous occupe en ce moment ; n'y appliquent point les lois générales de la pathologie et de la thérapeutique, et la traitent d'après des traditions puisées dans leurs lectures, ou dans quelques leçons cliniques suivies au hasard, et mal coordonnées.

Les charlatans, titrés ou non titrés, ont été peut-être ceux qui, sans qu'on doive leur en savoir gré, ont contribué le plus à éclaircir la question. Désireux d'attirer la foule, ils ont annoncé qu'ils guérissaient la syphilis promptement, radicalement, et avec les

(1) Il n'y a pas cent ans que le traitement de cette maladie était abandonné aux chirurgiens comme une chose infime et indigne de la majesté doctorale. Jusqu'en 1835, il n'y avait que des chirurgiens à l'hôpital spécial de Paris ; et quelle chirurgie que celle de la syphilis, quand il y en a !

moyens les plus simples. Ils disaient la vérité sans le savoir eux-mêmes, et sans que les médecins voulussent le croire, et daignassent même prendre la peine de le vérifier. Il y a encore aujourd'hui quatre-vingt-dix médecins sur cent qui croient à la spécificité du mercure dans tous les cas, sans exception; à l'infection syphilitique incurable, et qui pratiquent, en conséquence, avec une confiance inébranlable. Notre bon Ambroise Paré croyait, lui aussi, bien fermement au venin des projectiles lancés par la poudre; mais lorsqu'un bon hasard lui a montré que la cautérisation était plus nuisible qu'utile, il se rend à la raison, et se promet bien, comme il le dit dans son naïf langage, *de ne plus oncques d'ores en avant brusler ces pauvres blessés d'arquebusade* (1).

Commençons donc par déblayer le terrain; établissons ce que l'expérience de chaque jour permet à chacun de constater par lui-même, et vidons en deux mots les questions préjudicielles, si l'on peut ainsi dire, de l'ancienneté et de l'immoralité de la maladie.

Malgré la multitude d'écrits pour et contre, l'origine américaine de la syphilis étant encore aussi indécise que le premier jour, je demanderai qu'elle utilité elle peut offrir dans la pratique ? Et comme cette utilité n'est démontrée par personne, quant à présent, je dirige tous mes efforts sur la maladie elle-même; seulement je remarque, en passant, que les partisans de l'importation, reconnaissant par le fait

____

(1) *OEuvres complètes*, nouvelle édition, publiée par J. F. Malgaigne, Paris, 1840, t. II, page 143.

2

une époque où l'espèce humaine se passait fort bien de la syphilis, sont peu fondés en raison quand ils soutiennent que la vérole ne saurait disparaître sans être remplacée par quelque autre affection ; et cela en présence de faits incontestables et contemporains, prouvant que partout où la police sanitaire a fait des progrès, la maladie qui nous occupe a été traquée, circonscrite, et presque anéantie, en même temps que la moyenne de la vie s'accroissait.

Quant à l'anathème jeté aux malades atteints de syphilis, il suffit de dire, d'une part, que « *le crime fait la honte et non pas l'échafaud* », et que les plus heureux en cela comme ailleurs ne sont pas les plus sages; de l'autre qu'une foule de personnes très-innocentes peuvent se trouver infectées, qui ont les droits les plus légitimes et les plus entiers à la bienveillance du médecin. On peut encore demander, pourquoi l'homme qui devient phthisique par suite de débauche, est entouré de bienveillance et de commisération, tandis que celui qui, pour une seule faute, est puni par la syphilis, est couvert de honte et de mépris ? Pourquoi la gale, que l'on peut contracter aussi dans des rapports illicites, n'est-elle pas aussi une maladie honteuse ? Enfin, qu'on me dise pourquoi, si la syphilis est une punition, elle va diminuant à mesure que la corruption augmente.

Il faut sans doute quelque autorité pour venir contester ce qui est admis par une génération médicale tout entière, professé dans les chaires les plus hautes, et confirmé en apparence par une longue pratique. Sosie a dit avec raison : *Toutes paroles sont sottises partant d'un homme sans éclat,* etc. Aussi ai-je besoin de dire que des circonstances fortuites m'ont conduit à étudier d'une manière particulière les maladies vénériennes, et que je crois avoir apporté dans cette étude du zèle et de la bonne foi. Il me semble que je n'avais aucune raison pour me faire une thèse à l'avance ; et, d'ailleurs, celle que je soutiens n'est pas propre, il s'en faut, à favoriser la cupidité ou même l'amour propre. Il me paraît donc raisonnable, au moins, qu'on veuille bien écouter et vérifier par la pratique les idées que j'expose aujourd'hui.

Voici donc ces assertions, que je vais formuler de la manière la plus brève et la plus simple, — car je parle à des médecins ; — chacune d'elles étant, au moins dans un grand nombre de cas, la dénégation franche et nette des propositions qui constituent la doctrine dominante, je veux dire la doctrine ancienne, qui a traversé, en y laissant quelques plumes, la période de l'école physiologique, qui nia la spécificité du mercure, et qui traita la syphilis primitive et consécutive par les sangsues et l'eau de gomme.

1° La syphilis est une affection simple de la peau et des membranes muqueuses ; ayant une existence indépendante ; ne se confondant pas avec d'autres maladies ; ne *se masquant point,* et n'ayant pas besoin de *pierre de touche* pour être bien et sûrement diagnostiquée par ceux qui l'ont suffisamment étudiée.

2° C'est une maladie virulente et contagieuse, c'est-à-dire qu'elle provient d'un produit de sécrétion morbide, qui, déposé sur la peau ou sur une membrane muqueuse dénudée, ou bien, comme cela s'observe le plus ordinairement, dans un follicule muqueux ou sébacé, y suscite un travail pathologique tout semblable à celui dont il tire lui-même son origine.

3° Le chancre, ou ulcère syphilitique, est le seul symptôme de la syphilis primitive, qui est *une* pour ceux qui savent la voir.

4° La syphilis peut, quoi qu'on en dise, être inoculée indéfiniment, comme la gale, etc.

5° La matière virulente, inoculée d'une manière quelconque, suscite au point ou aux points d'insertion, au bout d'un temps plus ou moins long qu'on a nommé incubation, une pustule dont la rupture laisse un ulcère de forme reconnaissable.

Cet ulcère a une marche, une durée et une terminaison qui le caractérisent suffisamment, en dépit des phénomènes accessoires et des accidents qui s'y joignent fréquemment, mais qui ne lui sont pas essentiels.

Sa durée est de *quarante jours*, quand il est laissé à la nature, avec des conditions hygiéniques ordinaires.

6° Le chancre peut guérir sans laisser de traces (il y en a de nombreux exemples), bien qu'il soit parfaitement vénérien, et que le pus qu'il fournit, étant inoculé, produise des chancres et même l'infection générale dont il va être parlé.

7° L'infection générale, ou la syphilis constitutionnelle, mal désignée, puisqu'elle n'agit que très-peu sur la constitution et sur la santé générale, quoi qu'on dise, est une maladie spécifique de la peau et des membranes muqueuses. Je l'appelle syphilide papuleuse ou papule syphilitique.

Elle succède au chancre, soit qu'elle se manifeste pendant sa durée, soit qu'elle vienne seulement après qu'il s'est cicatrisé, et se montre même pendant la durée du traitement mercuriel entrepris pour le chancre, ou après sa terminaison.

Elle ne vient qu'après le chancre ordinairement ; cependant, je l'ai vu chez les enfants infectés par leurs nourrices ou nés de mères infectées. Je ne connais pas d'autres faits authentiques de *vérole d'emblée*. Je pense que les cas ainsi désignés sont de ceux où un chancre unique et peu douloureux a échappé à l'observateur.

Elle a une forme constante et caractéristique : sa durée est essentiellement longue et indéterminée, mais elle est susceptible de guérir parfaitement par un traitement approprié, et sans laisser aucune trace dans la constitution. Je ne parle pas des cicatrices et des difformités. Elle n'est pas contagieuse comme l'ulcère primitif.

8° C'est cette syphilide papuleuse qui, observée d'une manière insuffisante, a engendré la multitude de symptômes qu'on trouve décrits dans les auteurs. Une autre cause de cette multiplication est dans la coexistence d'autres affections qu'on fait passer sur le compte de la syphilis, qui est devenue ainsi le bouc émissaire de la pathologie. Pour moi, ce symptôme est tellement caractéristique dans la syphilis constitutionnelle, que, si l'on me faisait voir six pouces carrés de la peau d'un sujet qui en serait atteint, sans avoir besoin de l'examiner d'ailleurs, moins encore de le questionner sur ses antécédents, sur ceux de ses parents, et même de ses aïeux, sans lui faire subir un de ces interrogatoires ridicules, dans lesquels on fait répondre tout ce qu'on veut, je dirais : Cet homme a la vérole. Dans deux mois d'ici je le guérirai, s'il veut suivre mes prescriptions, et il sera guéri solidement et sans retour. Je signerais un dédit si cela était compatible avec la dignité de notre profession.

Voilà donc la syphilis réduite à sa plus simple expression : syphilis primitive ou chancre, et syphilis secondaire ou syphilide papuleuse. Ce n'est pas assurément le compte que nous donnent les auteurs que nous avons coutume de lire, ou les professeurs que nous entendons chaque jour. Il est expéditif, dira-t-on, de trancher ainsi. Que faites-vous des faits, blennorrhagie, bubon, exostose, végétation, pustules sèches, pustules humides, onglade, ulcère du voile du palais, carie des os, etc. ? Car, enfin, une division ne supprime pas les faits, et ne saurait résister à ce que montre l'expérience de tous les jours.

Pénétré de ces principes, et plein de respect pour l'autorité des faits, mais seulement des faits bien observés, je vais faire la part de la longue série que j'exclus du domaine réel de la syphilis, et montrer que je n'ai rien négligé.

La balanite et la blennorrhagie ne sont pas considérées comme syphilitiques par la majorité des observateurs actuels, en supposant même qu'elles dépendent du virus vénérien altéré ou transformé, et sans prétendre qu'elles doivent être négligées.

Les végétations sont dans le même cas, et peuvent être considérées comme une suite de la disposition particulière des membranes muqueuses, réclamant un traitement tout local.

Les excroissances, condylômes, crêtes de coq, etc.; sont des hypertrophies avec induration plus ou moins considérable des replis membraneux de la vulve ou de l'anus, et du tissu cellulaire qui les double : elles guérissent bien par les moyens ordinaires et surtout par les topiques.

Pour les bubons, il est évident qu'ils résultent de l'absorption du pus contagieux ou non, toutes les fois qu'une ulcération a lieu dans une partie rapprochée d'un groupe de ganglions lymphatiques : et qu'on peut en empêcher le développement, en ayant soin d'absterger les produits de sécrétion morbide. On aurait des bubons axillaires ou cervicaux, si les ulcères primitifs siégeaient aux parties supérieures.

L'exostose, on le reconnaît maintenant, n'appartient pas d'une manière exclusive, au moins, à la syphilis, et ne saurait la caractériser essentiellement.

On sait d'ailleurs que ces divers phénomènes morbides disparaissent ou subsistent indépendamment du traitement spécifique ; ce qui avait fait inventer cette lumineuse argumentation : « Le symptôme peut disparaître quoique le virus subsiste ; — le virus peut être détruit, quoique le symptôme ait résisté. » Et l'on a répété cela très-sérieusement, et même cela se dit encore en très-bon lieu ; toujours sans rire.

Je vais démontrer maintenant comment la syphilide papuleuse *à elle seule*, et sous l'influence de la manie descriptive, a produit la kirielle de symptômes qu'on trouve dans les livres, et qui effectivement sont fort différents d'aspect quand on ne les examine pas bien. Il n'y pas de mérite à l'avoir trouvé, puisque c'est le hasard qui m'a mis sur la voie : mais enfin cette manière de voir la chose n'est peut-être pas sans utilité.

J'observais un jour un malade affecté d'une syphilide papuleuse qui lui couvrait tout le corps, de la tête aux pieds : c'est un cas assez rare. Je fus frappé de la différence d'aspect que les papules offraient, suivant les différentes parties du corps qu'elles occupaient chez cet homme, ouvrier robuste et d'une malpropreté repoussante. Petites, sèches, dures et couvertes d'une écaille épidermique sur le dos, sur les bras et les jambes, plus encore à la paume des mains et à la plante des pieds et aux talons, là, en un mot où la peau est peu humectée par la transpiration, les papules allaient s'élargissant, s'amollissant et rougissant aux parties où la peau était plus blanche et plus délicate. Aux régions inguinales et axillaires, de même qu'au cuir chevelu,

elles étaient plus gonflées, dépouillées de leur épi-
derme et recouvertes d'une suppuration qui se soli-
difiait en croûtes blanchâtres et caséiformes, exha-
lant une odeur infecte.

Enfin, à la face interne du prépuce et sur le gland,
à la marge de l'anus, aux angles des lèvres et des
narines, à la face interne des lèvres, au palais et
sur le voile, et aussi à la face interne des orteils,
ces mêmes papules étaient promptement arrivées
à l'état d'ulcérations qui marchaient avec rapidité,
détruisant sur leur passage les parties molles, les
cartilages, et même les os.

Cette voie d'observation une fois ouverte, je véri-
fiai la chose dans un grand nombre de cas moins
complets que celui-ci. Je m'expliquai facilement
alors comment la papule syphilitique était le point
de départ de ces ulcères rongeants qui détruisent si
vite le voile du palais, les os palatins, les cartilages
et même les os du nez. Je compris aussi que l'onglade syphilitique n'est autre chose que la papule
syphilitique développée sous l'ongle, et comprimée
par lui, de manière à déterminer de cruelles douleurs.

C'est ainsi que je retrouvai, pour ainsi dire, mon
compte de symptômes, et que je pus, envisageant
sous un point de vue nouveau ce groupe de phénomènes réunis sous le nom de syphilis, séparer le
principal de l'accessoire, et même de ce qui est introduit contre toute raison.

Depuis que, mettant de côté toute idée préconçue,

toute opinion reçue sans examen, je me suis attaché à l'observation analytique des faits, tant actuels qu'antérieurs, et à l'expérimentation directe, je suis arrivé à des conclusions qui ont singulièrement modifié ma pratique.

Je me suis assuré , par exemple , que le chancre primitif guérit spontanément dans un délai déterminé, et sans avoir besoin d'un traitement spécifique ; que la syphilide papuleuse (syphilis constitutionnelle) n'en était pas la conséquence inévitable : mais qu'une fois venue, elle guérissait plus promptement et plus sûrement par le traitement mercuriel que par aucun autre, bien qu'elle puisse aussi guérir d'elle-même avec le temps, et avec des moyens curatifs divers.

J'ai reconnu que , dans le chancre primitif, le traitement local avait une grande influence, tant pour en abréger la durée que pour prévenir l'infection générale ; et j'ai proposé et pratiqué avec succès la cautérisation de la pustule initiale , comme moyen de diminuer les chances de l'infection, au lieu de les multiplier, comme le fait l'inconcevable pratique de l'inoculation, ou seulement l'expectation. J'ai conclu également qu'en tout état de cause, il y avait avantage à abréger autant que possible la durée des symptômes locaux, à ne pas laisser couler les blennorrhagies, suppurer les bubons, etc., sous le très-frivole prétexte de ne pas renfermer le loup dans la bergerie ; suivant la bucolique expression des syphiliographes anciens.

S'il faut dire tout d'un coup toutes mes hérésies, je crois que « *la syphilis n'est pas ce que maint docteur pense,*» ajoutant que « *notre crédulité fait toute leur science;* » je vais briser ce vieil épouvantail qui ne retient et n'a jamais retenu personne, et qui n'a eu d'autres effets que de désespérer et de pousser au suicide de pauvres âmes faibles et timorées, ou quelques prétendus philosophes, qui n'ont pas osé attendre bravement la mort, que la syphilis ne leur aurait pas donnée à coup sûr.

En effet, je suis obligé de le déclarer, je ne puis pas croire qu'on meure de la syphilis : pour mon compte particulier je n'ai jamais vu personne en mourir, et les accidents graves que j'ai observés chez des sujets ayant eu la vérole, me paraissent devoir être attribués à d'autres causes, ou à de fâcheuses coïncidences. A Dieu ne plaise que j'aille remuer des cendres à peine refroidies ; mais je crois pas que, dans le fait que j'indique, la mort puisse être attribuée à la syphilis ; car si l'exostose qu'on a supposée à la face interne du crâne avait été à la face externe, notre bon confrère vivrait encore.

Pour donner la mesure du peu d'importance que j'attache à cette maladie, je dirai qu'une fracture simple de la jambe me paraîtrait un malheur beaucoup plus réel que l'inoculation quatre fois renouvelée de la syphilis, fût-elle suivie de l'infection générale. Je me soumettrais à cette inoculation sans la moindre difficulté, si je ne la regardais comme parfaitement incapable de résoudre et même d'éclaircir

les questions actuellement pendantes, et par conséquent, comme une bravade ridicule, et même comme
une véritable jonglerie. Qu'on veuille bien remarquer,
— j'insiste là-dessus, au moment de cette déclara-
tion, — que je ne nie pas la contagion, ni le virus, ni
l'infection générale, ni la nécessité du traitement spécifique. Je dis — et je demande acte de mon assertion, — que le virus syphilitique n'a rien perdu de son
activité primitive, même au point de vue de l'origine
américaine ; je dis que l'amendement observé de nos
jours dépend de ce que le traitement est, en général,
plus expectant et plus judicieux ; et j'ajoute que l'on
trouve des symptômes aussi hideux et des accidents
aussi graves que dans le meilleur temps de la maladie, chez les sujets placés dans des conditions favo-
rables pour cela.

Si, par une circonstance que je ne saurais prévoir,
je me trouvais conduit à subir l'inoculation syphilitique, je commencerais par cautériser la pustule initiale, de manière à convertir l'ulcère virulent en une
plaie simple, qui se cicatriserait dans le délai ordinaire aux brûlures. Si je ne pouvais arriver à temps,
ou si la cautérisation n'avait pas réussi, j'abandon-
nerais l'ulcère à sa marche naturelle, en ayant soin
de le soustraire à tout ce qui pourrait ajouter une inflammation accessoire à celle qui est essentielle à la
maladie, et aussi en m'abstenant des émollients et des
débilitants, qui ne sont pas moins nuisibles dans un
autre sens. Je me tiendrais à un régime doux, mo-
déré, tel que l'ont les gens raisonnables et bien por-

tants, et je continuerais mes occupations ordinaires, attendant l'événement avec la plus entière sécurité. La seule précaution que je prendrais serait de proportionner le nombre des pansements à la quantité de la suppuration, d'absterger chaque fois les ulcères et les surfaces voisines avec beaucoup de soin, et de les couvrir avec de la charpie sèche et molle, qui absorbe bien les liquides sécrétés.

De cette manière, — bien des expériences me l'ont démontré, — les ulcères se détergeraient et se cicatriseraient au bout d'environ quarante jours, et je serais quitte de l'expérience.

J'admets que, par négligence dans les pansements, par quelque écart de régime, ou par une fatigue extraordinaire, il me soit survenu de l'engorgement aux ganglions lymphatiques, voisins des ulcères, je me mettrais au repos, au régime adoucissant, je redoublerais de précaution pour le pansement des ulcères·primitifs, et j'arrêterais ainsi l'absorption; et en quelques jours l'engorgement se résoudrait.

Mais, je veux faire toutes les concessions possibles, supposons que l'engorgement ganglionaire, négligé, amène la suppuration; je fais faire une ponction au foyer qui se manifeste le premier, et à ceux qui peuvent lui succéder : tout en employant les sangsues autour de la tumeur, avec les émollients, et le repos, mais surtout le pansement méthodique des chancres , pansement *sine quâ non*, et dont je crois avoir bien signalé l'importance.

Enfin, sur les entrefaites, je vois se manifester une

éruption papuleuse sur diverses parties du corps, ou bien les ulcères étant cicatrisés depuis un temps plus ou moins long, mais qui n'est jamais considérable. Ce phénomène significatif vient m'avertir de ma position, sans me troubler davantage; je comprends la nécessité d'un traitement spécifique, et je m'y soumets, persuadé que c'est le moyen le plus sûr et le plus court d'obtenir une guérison prompte et durable.

Après cela, je le déclare, je ne garderai ni souci ni chagrin; et si, par un malheur extrême, il me survenait une récidive, l'attaquant à temps, j'ai la parfaite conviction que j'en triompherais, et que je resterais sain et exempt de dangers pour moi et pour les autres, quand même j'aurais perdu mon nez dans l'affaire; quand même une perforation du voile du palais me mettrait dans l'obligation de porter un obturateur, ou qu'une carie des os du crâne me forcerait à garantir mon cerveau avec une calotte de cuir bouilli.

Pour épuiser toutes les hypothèses fâcheuses, j'aurais transmis l'affection; un enfant né dans ces conditions en présenterait les symptômes : ma conscience ne me reprochant rien, je serais moins inquiet de cet événement que de telle maladie aiguë, tant soit peu dangereuse, puisque la syphilis entraîne peu de douleur, et que, dans mon opinion, elle est exempte de danger.

J'ai soigné, avec feu Cullerier neveu, il y a douze ans, presque en même temps, deux petites filles appartenant à deux hauts fonctionnaires de l'Université. Ces deux enfants avaient été infectés par leur nourrice. Elles ont été traitées par la solution de sublimé. Je puis vous affirmer qu'elles sont aujourd'hui deux belles et fraîches jeunes filles, qui ne présentent aucune trace de la vérole constitutionelle, dont elles ont été bien et dûment convaincues ; et je vous réponds qu'elles n'infecteront pas leurs maris, et qu'elles feront de beaux enfants quand le temps sera venu ; ce qui ne tardera pas.

Il est bien entendu que je n'aurais recours au traitement mercuriel que dans le cas de syphilis constitutionnelle, et point du tout pour le chancre primitif.

Ce que je viens de vous présenter ici sous forme hypothétique, c'est ma pratique habituelle. Lorsque j'ai soigné un malade pour un chancre, et qu'il est guéri complétement de l'affection locale, je le considère comme tout-à-fait à l'abri d'accidents ultérieurs. S'il y a eu des engorgements ganglionaires, je le tiens en état de suspicion légitime pendant cinq à six mois, période la plus longue durant laquelle les symptômes d'infection générale ont coutume de se manifester. Enfin, après la disparition complète de la syphilide papuleuse, soit qu'elle ait eu lieu spontanément, soit qu'elle ait exigé un traitement spécifique, je considère le sujet comme délivré sans retour, et soustrait à tout accident ultérieur, sauf une nouvelle inoculation. Sous ce rapport, j'assimile la grosse vérole à la petite, qui, une fois guérie, laisse des cicatrices indélébiles, mais n'exerce plus d'influence sur la santé générale, et permet une longue carrière exempte d'infirmités.

Revenons sur quelques points de l'histoire de cette maladie, à laquelle la frayeur qu'on en a prise a donné tant d'importance. D'un chaos de faits confus et de raisonnements contradictoires, faire sortir un système simple, lié et démontré de telle sorte qu'il soit et clair et intelligible pour un lecteur, même étranger aux études médicales, c'est peut-être servir les intérêts de la science et ceux de l'humanité. Je ne fais cependant ni démonstrations ni citations qui entraîneraient des discussions et des réfutations interminables : je me borne à exposer ici ma manière de voir et de pratiquer, en invitant les médecins à l'examiner et à l'essayer. Quelle raison aurais-je pour soutenir une erreur dont les résultats seraient si funestes?

Les syphiliographes de bonne foi sont tombés dans l'exagération naturelle à tous les spécialistes, qui accordent à l'objet de leurs recherches un intérêt tel, qu'ils font un volume sur chaque petit détail, volume dont les trois quarts et demi se composent de choses étrangères au sujet. Tout ce qu'il est important de savoir sur la syphilis ne remplirait pas cent pages, et Dieu sait ce que nous avons de volumes. On devrait donc peut-être croire à mes paroles, car je ne viens point faire de la syphilis l'objet d'un monopole, mais, au contraire, dire à chaque médecin que c'est une maladie comme une autre, facile à diagnostiquer ; dont le pronostic n'a rien de funeste, et dont le traitement est sûr et exempt de danger. Je viens dire à l'autorité, que rien n'est plus facile que de diminuer les maux produits par cette affection ; mais que le vrai moyen est de renoncer au système de mystère, d'intimidation et de séquestration qu'on a suivi jusqu'à présent ; en augmentant la surveillance, d'une part, et de l'autre, les moyens de secours et de guérison.

Quant au diagnostic, dont on s'est beaucoup occupé à une époque où l'on admettait la spécificité exclusive et l'indispensable nécessité du mercure, il ne saurait plus avoir la même importance de nos jours, que la syphilis se dépouille de plus en plus de ce manteau bizarre sous lequel elle était censée se masquer et se travestir pour échapper aux recherches, et continuer impunément ses ravages. Il suffit d'une attention ordinaire pour la reconnaître dans ses diverses périodes, et cela sans avoir recours à un commémoratif qui peut être inexact ou mensonger ; ni à un traitement d'épreuve qui ne donne de lumière réelle en aucun cas ; ni enfin à l'inoculation, qui a l'inconvénient grave de multiplier les foyers d'infection, et qui ne présente aucune espèce de certitude, comme le plus simple bon sens le démontre assez.

Quel que soit le symptôme primitif, blennorrhagie ou chancre, admettez-le comme syphilitique et contagieux ; défendez au malade toute communication ; tâchez d'abréger, si vous le pouvez, la sécrétion virulente ; ayez soin d'en dénaturer, ou du moins d'en enlever les produits ; usez de toutes les ressour- ces de la thérapeutique, suivant les nuances que vous présentera la maladie et la manière d'être du sujet ; en un mot, faites de la médecine, puis voyez venir. C'est le temps seul qui peut vous éclairer : personne, que je sache, ne peut dire *à priori* s'il y aura ou s'il n'y aura pas des symptômes secondaires. Ne l'ou- bliez pas. C'est pour cela qu'on avait coutume de faire faire par précaution des *demi-traitements,* ou des traitements complets, lorsqu'il s'agissait d'un individu prêt à *borner le cours de ses galanteries,* c'est-à-dire à se marier.

Ainsi que je l'ai dit et prouvé ailleurs, l'inocula- tion ne donne ni lumière ni sécurité : dans les symp- tômes primitifs, en effet, si elle réussit, elle montre que l'affection est syphilitique ; ce qui ne nous dé- termine point à faire un traitement spécifique sans qu'il y ait des symptômes généraux ; et si elle échoue, ce qui peut arriver, par une foule de motifs, elle fait admettre comme simple une affection vraiment viru- lente, et négliger un traitement nécessaire suivant les idées des inoculateurs eux-mêmes. Quand il s'agit des symptômes secondaires, l'inoculation est encore plus superflue, si l'on peut s'exprimer ainsi.

La connaissance imparfaite de la syphilis, même par les hommes qui ont été à même de l'observer, a été la cause du pronostic désespérant qu'on en porte en général. Ainsi l'on a écrit, et cette opinion est celle de beaucoup de personnes, que le virus syphilitique, une fois introduit dans l'économie, n'en sort plus, quelque chose qu'on puisse faire ; qu'il influe pendant tout le reste de la vie sur la constitution tout entière ; qu'il imprime aux générations suivantes un caractère d'abâtardissement et de dégradation ; qu'on doit enfin lui attribuer la fréquence de l'affection scrofuleuse observée de nos jours, la phthisie pulmonaire, la folie, le cancer ; que sais-je ? moi. Je fais grâce au lecteur des phrases déclamatoires et ampoulées par lesquelles sont exprimées ces assertions à faire peur aux gens. Considérant la chose avec le sang-froid qu'exige toute recherche scientifique, je demande à tout médecin, ayant vingt-cinq ans de pratique, et ayant, par conséquent, pu voir passer devant lui deux générations, de répondre de bonne foi aux questions suivantes, que je pose surtout à ceux de mes confrères qui ont suivi ou dirigé des hôpitaux de vénériens, ou qui, dans leur clientèle, ont eu l'occasion de soigner un certain nombre de ces malades.

N'avez-vous pas vu, *une fois au moins* dans votre pratique, un homme ayant eu des chancres non traités par le mercure, et qui ait continué pendant vingt ans à se bien porter, s'étant marié, ayant eu des enfants, jouissant, ainsi que la mère, d'une santé non-seulement irréprochable, mais encore se faisant remarquer par leur vigueur, et, comme on le dit, par la pureté de leur sang ?

N'avez-vous pas observé, *au moins une fois*, le même fait, chez un sujet ayant eu des chancres et des blennorrhagies à plusieurs reprises, et toujours sans traitement spécifique ?

N'avez-vous pas suivi, *au moins un* des sujets qui ont eu des symptômes vénériens primitifs, et qui, ayant subi un traitement spécifique, se soit porté de telle sorte, que vous ayez pu être convaincu que la maladie ni même le traitement n'avaient laissé chez lui aucune trace, et n'avaient exercé aucune influence fâcheuse ni sur sa femme ni sur ses enfants ?

Et même chez les sujets ayant eu des symptômes de syphilis constitutionnelle, et ayant guéri par le mercure, ne vous est-il point arrivé d'en rencontrer un qui ait été dans les conditions que je viens de signaler?

Maintenant procédant par voie de contre-épreuve, je vous prierai de me dire, la main sur la conscience (je m'adresse toujours aux mêmes personnes), combien, dans votre pratique personnelle, vous comptez de cas dans lesquels la syphilis ait été directement et incontestablement cause de la mort? Combien, au contraire , n'avez-vous pas vu de sujets qui , stygmatisés de hideuses cicatrices, d'origine bien connue, n'en ont pas moins continué leur carrière qu'ils ont poussée jusqu'à la vieillesse, et donné le jour à de robustes enfants?

Combien aussi n'avez-vous pas vu de maladies de la peau, accompagnées d'ulcérations rongeantes, opiniâtres, récidivant chez des sujets qui n'avaient jamais été atteints de près ni de loin de la syphilis?

Ayant vu beaucoup de cas de ce genre, je me crois bien fondé à adresser ces interpellations aux médecins ; car leur assentiment tacite sert d'appui aux doctrines dont je viens demander l'examen et la révision. Il faut donc s'expliquer franchement. Il n'est personne parmi nous qui, depuis trente ans, n'ait eu l'occasion de voir autour de soi des jeunes gens qu'il a pu suivre des yeux dans le monde, après les avoir vus affectés de symptômes primitifs, et après avoir été consultés par eux : eh bien ! je le demande encore, dans ce nombre, quel est celui des victimes réelles de la syphilis, de celles qui en aient seulement gardé le souvenir?

S'il était permis au médecin de parler, combien d'hommes graves et sévères aujourd'hui auraient à venir témoigner personnellement de la vérité de cette assertion : que la syphilis ne laisse point de traces une fois qu'elle est guérie.

Non-seulement la syphilis ne modifie pas toujours les sujets chez lesquels elle a une fois existé, mais même dans le moment qu'elle est dans toute sa force, elle trouble très-peu les fonctions. N'est-il point de fait que la plupart de ceux qui en sont affectés, à présent, ne gardent point le lit ou la chambre, et ne changent même rien à leur manière ordinaire de vivre ; tandis que, jadis, on exigeait une complète séquestration pendant deux mois au moins. Et cependant, on ne peut pas dire que les ravages de la maladie aient suivi une progression ascendante, que les récidives soient plus fréquentes, etc. Reconnaissez-vous, dans un salon, un homme affecté de syphilis primitive ou secondaire, d'une manière bien facile? à plus forte raison pouvez-vous y reconnaître qu'un homme en a été atteint une ou plusieurs fois? et la preuve, c'est que, dans une foule de cas de diagnostic, on est on ne peut plus embarrassé pour déterminer ce fait.

Tous les médecins ont pu constater que, chez les femmes atteintes de la syphilis primitive ou secondaire, la menstration continue, en général, de la façon la plus régulière ; que la conception a lieu fréquemment, que la gestation parcourt paisiblement ses périodes accoutumées, sauf les cas où l'usage intempestif du mercure vient la troubler ; enfin que l'accouchement n'est pas moins heureux que dans toute autre circonstance.

Enfin, j'invoque ici encore le témoignage de tous ceux qui ont suivi les hôpitaux de femmes vénériennes, combien de fois ne voit-on pas ces femmes, au milieu des conditions en apparence les plus défavorables, mettre au monde des enfants sains et robustes au moment de leur naissance, et chez lesquels aucun symptôme syphilitique ne se développe même ultérieurement?

On a redit à satiété que la syphilis était une des causes les plus fréquentes de la folie. Rien ne paraît moins démontré, à moins qu'on ne compare le nombre des aliénés ayant eu précédemment la syphilis, avec celui des malades complétement exempts de cette contagion, ce qui n'a pas été fait. Et d'ailleurs, eût-on fait ce calcul , on trouverait peut-être plutôt la cause de l'aliénation mentale dans le libertinage et dans les désordres de tout genre qu'il traîne à sa suite, et aussi dans l'abus des mercuriaux, trop communs en pareil cas.

C'est encore un fait constaté par l'observation, que, chez les vénériens, les fractures se consolident dans les délais ordinaires, et que les plaies qui ne sont pas placées dans le voisinage des ulcères se cicatrisent aussi bien que chez d'autres malades. Si les piqûres de sangsues s'enflamment et suppurent, c'est que souvent, indépendamment de l'inoculation , les annelides ont été imprudemment appliquées sur des parties déjà engorgées et indurées. Cela se voit chez des sujets complétement exempts de syphilis. Les maladies aiguës ne prennent pas , chez les gens affectés de maladies vénériennes, des caractères plus fâcheux qu'en toute autre circonstance; elles ne se terminent ni plus tard, ni plus mal. Souvent, au contraire, on voit des personnes affectées de chancres et chez lesquelles la fièvre typhoïde se développe, ainsi que je l'ai observé, entre autres chez un étudiant , guérir sans aucun accident et sans qu'on se soit occupé des chancres. Ainsi donc, les deux affections ont marché côte à côte sans se croiser, sans se confondre l'une avec l'autre et sans s'influencer respectivement; et aucun accident secondaire n'a eu lieu , après vingt ans, dans le cas dont je parle.

Il en est de même pour les maladies chroniques :

elles peuvent coexister avec la syphilis, soit qu'elles l'aient précédée, soit qu'elles lui succèdent ; mais elles lui sont parfaitement étrangères. Les maladies cutanées, surtout, fournissent bien l'occasion de constater cette indépendance. On voit la gale, par exemple, se développer et se guérir chez un sujet affecté de chancres, ceux-ci continuant leur marche ordinaire. N'est-ce point, d'ailleurs, une chose reconnue par les médecins ayant une certaine habitude des maladies cutanées, que la coexistence d'affections diverses, et notamment de la syphilide papuleuse avec la gale, l'ecthyma, l'impétigo, etc. On les distingue maintenant ; mais il n'y a pas longtemps encore qu'on décrivait avec complaisance des pustules galeuses, croûteuses, des lupus syphilitiques, etc.

J'allais oublier de dire que, chez les enfants vénériens, la vaccine se développe sans la moindre altération, et qu'à l'hôpital de Paris, j'ai vu pendant cinq ans, dans la division des nourrices, le vaccin de ces enfants inoculé à des enfants sains perpétuer une vaccine régulière, et à laquelle aucun autre symptôme ne venait se mêler. Il était sans exemple dans ce service qu'aucun accident fût survenu. Cela prouve que les virus ne se mêlent point, et ne sauraient se confondre, pas plus qu'ils ne s'altèrent et ne se modifient par le temps et par les transmissions successives, comme on l'a dit et répété sans fondement.

La syphilis a donc été calomniée, elle aussi ; on lui

a imputé le mal qu'elle ne fait pas, et on n'a souvent rien dit de celui qu'elle fait réellement. Et le mercure ? Que n'a-t-on pas répété sur son compte ? J'en appelle à la mémoire des médecins. Quelle maladie ne compte pas parmi ses causes, l'usage ou l'abus du mercure ? Et pourtant que de gens en ont pris qui ne se portent pas plus mal ? Je reviendrai sur ce sujet.

Maintenant, il faut que j'entretienne le lecteur un moment, de ces faits qui ont été répétés et grossis au profit de la doctrine de terreur, de routine et de mystère, qui règle la pratique générale dans les maladies syphilitiques. On sait qu'à l'époque où l'école de Broussais voulut faire rentrer toutes les maladies dans l'irritation, et où l'un des disciples, plus hardi que le maître, crut qu'il suffisait de nier le virus pour l'anéantir, quatre jeunes hommes, pleins d'enthousiasme, crurent faire acte d'un beau dévouement en s'inoculant la maladie objet de tant de craintes. L'un deux, médecin éclairé, qui sans doute avait mieux que les autres calculé les conséquences de son action, resta parfaitement sain et sauf, après avoir laissé le mal s'éteindre de lui-même. J'ai vu, il y a plusieurs années déjà, cet estimable confrère parfaitement bien portant. La cicatrice attestait que l'inoculation avait bien réussi, et, depuis peu, j'ai encore acquis la certitude que sa santé ne s'est pas démentie. Des trois autres, un, inquiet du résultat, et regrettant sans doute de s'être imprudemment engagé, périt victime volontaire d'une imprudence qu'il s'était malheureusement exagérée : il se tua. C'est de ce malheureux événement qu'on a cru pouvoir arguer en faveur de la gravité de la syphilis, et de l'indispensable nécessité du mercure. Quant aux deux derniers sujets de cette expérience, ils eurent, dit-on, recours à l'ancre de miséricorde, effrayés du déplorable sort de leur camarade.

Eh bien! que doit-on conclure de cette expérience? sinon que, pour le premier seulement, elle a été conduite jusqu'à la fin, et qu'elle prouve en faveur de l'opinion de la bénignité de la syphilis. On doit considérer comme non avenu le fait de celui qui a déserté avant la fin de l'épreuve ; et, pour ce qui concerne les deux autres, ils doivent être rangés dans la catégorie des malades traités par le mercure, et guéris *post hoc*.

Quel argument peut-on tirer contre l'opinion que j'expose ici, de ce que des personnes, ignorant la marche et la durée de la syphilis, ont perdu patience et courage au moment où elles touchaient à la guérison, et ont entamé un traitement inutile et même nuisible en pareil cas? doit-on accuser autre chose que leur imprudente impatience et leur malheureuse pusillanimité ?

J'ai vu, en 1832, un jeune médecin nouvellement reçu, qui, affecté de chancres au gland et au prépuce, consentit, d'après mes conseils, à suivre le traitement simple et presque purement expectant, dont j'ai parlé plus haut ; il a guéri, et retourné chez lui, il a continué à jouir d'une parfaite santé. Il y a de cela douze ans.

Un de mes plus anciens camarades d'études, fils et frère de médecin, et déjà médecin lui-même, était prêt à se marier, lorsque, donnant des soins à une femme en couches, il s'inocula un chancre au doigt. Aussitôt traitement mercuriel qui n'améliore pas son état : l'impatience et le désespoir s'emparent du malheureux jeune homme, qui se précipite par une fenêtre.

Entre ces deux faits, je demande ce que je dois penser ? Mais ce n'est pas tout. Un accoucheur s'infecte dans des circonstances semblables, et infecte sa femme : tous deux sont pris de syphilis constitutionnelle ; soignés par un professeur de clinique de la Faculté, ils font, sans guérir, plusieurs traitements mercuriels, et doivent enfin une parfaite guérison à la tisanne de Felz, dont le principal mérite est de soustraire les malades à la fâcheuse influence du mercure qu'on leur donnait à contre-sens.

D'un autre côté, j'ai été consulté pour une dame ayant une ulcération prétendue syphilitique à la racine du nez. Les mercuriaux avaient été mis en usage, et il était question d'enlever le mal par deux incisions semi-elliptiques. Lorsque je fus assez heureux pour obtenir de la malade, qui se pansait quatre ou cinq fois par jour, et avec des onguents de toutes les couleurs, qu'elle voulut bien ne *déshabiller,* comme dit notre bon Ambroise Paré, son ulcère que tous les trois ou quatre jours. A la fin de la première semaine, il y avait une amélioration notable qui fut bientôt suivie d'une guérison solide.

Les journaux de médecine nous ont tout récemment entretenu d'un confrère qui, ayant contracté un chancre à la main, a jugé convenable de s'inoculer, sans doute pour être certain qu'il avait la syphilis primitive. Cette expérience prouverait au moins son entière conviction, si elle avait pu être mise en question un seul instant. La pustule inoculée a d'ailleurs été sagement cautérisée : je dis sagement, car cela diminue la valeur de l'expérience qui, pour être bien concluante, avait dû être poussée plus loin. Il aurait été bon, en effet, d'inoculer le pus de la seconde pustule, puis celui de la troisième. Ç'eut été une bonne occasion pour que quelques disciples dévoués partageassent les chances de cette expérimentation. Je regrette bien que notre confrère n'ait pas plutôt profité de cet accident, pour expérimenter dans le sens que j'ai indiqué plus haut, puisqu'il s'est bien sacrifié au point de s'inoculer. Néanmoins ce fait tournera toujours au profit de la science sans avoir de fâcheux effets pour le sujet. J'attends les suites, avec sécurité, car, malgré le malheureux événement que nous déplorons, et qui a dû donner un grand relief de courage à l'inoculation dont je parle, j'ai la parfaite certitude que notre confrère n'a couru et ne court aucun danger. Il le croyait, lui ; et c'est là ce qui donne à son action un mérite que je suis loin de vouloir lui contester, tout en attaquant une opinion fausse pour moi.

Tout en médecine doit aboutir au traitement : *citò, tutò et jucundè;* tel est le but de toutes les recherches et de toutes les méditations. En fait de syphilis,

il reste beaucoup à faire de l'aveu de tous les médecins, malgré les nombreux essais qu'on a tentés en
tout sens. Répèterai-je toutes les choses absurdes
qu'on a inventées, et qui, présentées côte à côte, fe-
raient rire de pitié. Dirai-je qu'on a conseillé de
donner la syphilis par inoculation pour raviver et
guérir une syphilis rebelle ? Rappellerai-je que, dans
la *pharmacopée universelle* de M. Jourdan, sont men-
tionnées au moins *huit cents manières* d'administrer
le mercure ; dont chacune, en particulier, est meilleure que toutes celles qui l'ont précédée, et témoi-
gne que l'inventeur, peu satisfait de ce qu'il avait
trouvé, avait jugé convenable d'ajouter quelque
chose aux richesses de la matière médicale ? Qu'ici
on a donné ce métal par kilogrammes, et là par cent
millionièmes de grain, et que des malades ont guéri,
avec, pendant ou malgré ces méthodes si disparates.
Il y a là certainement ample matière à réfléchir.
Consultez la pratique des médecins les plus distingués, s'ils n'ont fait des affections syphilitiques l'objet d'une étude spéciale, vous les verrez, ou négliger totalement le traitement local, ou prescrire
des moyens locaux auxquels ils n'attachent aucune
valeur, et un traitement mercuriel, sans lequel ils
n'*auraient pas la conscience tranquille.* C'est ainsi
que s'exprimait, dans une conversation particulière
sur ce sujet, un médecin très-distingué qui d'ordinaire sacrifie peu à la routine. Voilà pour les symptômes primitifs, chancres, blennorrhagies, bubons. Je
me trompe, souvent ils en prescrivent deux, et quel-

quefois trois, quand des végétations ou des excroissances, par exemple, subsistent opiniâtrement ; et
l'on sait qu'il y a telle circonstance où le baume d'a-
cier est seul efficace.

Il en est qui admettent et qui enseignent d'autres
principes : pour la blennorrhagie, pour les ulcérations superficielles (herpès), ils font faire un *demi-
traitement ;* voyez-vous la sagesse ! *medio tutissimus
ibis,* semble avoir été écrit par eux. Au moment où
ceci s'imprime, je rencontre un confrère, homme
capable et bon praticien en toute autre chose,
qui, en pareils cas, prescrit *un quart de traitement.* Nous avons mieux encore dans l'espèce :
« Quand j'ai affaire, me disait un de ces praticiens,
à un jeune homme susceptible de s'exposer de nouveau à la contagion, je ne lui fais point de traitement
spécifique, mais s'il s'agit d'un homme en âge de se
marier, je ne saurais m'en dispenser. » On a vu
beaucoup de médecins, dans un but louable sans
doute, conseiller à des hommes, dont la jeunesse
avait été orageuse, de se soumettre à l'usage du mercure, lorsqu'ils se disposaient à entrer en ménage,
bien qu'ils ne fussent, pour le moment, atteints d'aucun symptôme syphilitique, mais par simple mesure
de prudence. Que penserait-on d'une personne qui,
à une époque quelconque de sa vie, se mettrait à
prendre des quinquina en souvenir de fièvres d'accès
qu'elle aurait eues jadis, et pour en prévenir les
suites ou le retour ?

Un professeur de la faculté me racontait que Portal, jusqu'à la fin de sa vie, prenait chaque matin un centième de grain de sublimé pour se garantir du succès d'une blennorrhagie qu'il avait eue à 18 ans. *Est-ce qu'on est jamais sûr d'être guéri de la syphilis?* disait, il y a quelques jours, un de nos plus grands spécialistes à un malade qui me l'a répété, en venant prendre chez moi une consultation de laquelle il résultait qu'il n'avait rien ; mais rien du tout.

Pour la syphilis constitutionnelle, on n'y regarde pas à deux fois, et l'on a raison. Heureux toutefois les malades, lorsqu'on tombe juste pour le diagnostic, et qu'on ne s'obstine pas à donner ce médicament pour des affections non vénériennes, et qui persistent et même s'exaspèrent sous l'influence d'un médicament trop énergique pour n'être pas dangereux quand il est donné à contre-temps. Dans ce cas comme dans l'autre, on a trop souvent l'occasion d'observer des abus d'autant plus fâcheux, qu'ils ont donné de la consistance aux réclamations contre le traitement le plus certain et le plus efficace qu'on ait contre la syphilide papuleuse, c'est-à-dire contre la syphilis constitutionnelle.

Les médicaments de tout genre ont été prescrits contre la maladie vénerienne, vous le savez : au moment où j'écris, je viens de voir qu'en Allemagne on conseille le tartre stibié. En haine du mercure, on a préconisé l'or, l'argent, le platine, l'iode, le chlore. Les végétaux ont été également indiqués comme plus efficaces et plus innocents ; et de tous les côtés, on cite des guérisons authentiques et nombreuses.

Il faut donc conclure de cela qu'il n'y a pas qu'un seul moyen de guérir la maladie qui nous occupe; et si, prenant des observations dans les ouvrages publiés en faveur des méthodes les plus opposées, on considère la durée des symptômes sous l'influence de ces traitements divers, on est tout surpris de voir que les résultats ne sont pas assez notablement différents pour décider la question en faveur de l'un d'eux. Ce scepticisme alors n'est-il pas excusable? et ne doit-on pas plutôt s'étonner que la crédulité ait pu durer si longtemps.

J'ai donc pu commencer à me demander quelle était la part du traitement dans la guérison de la syphilis, tant primitive que secondaire, et chercher à voir ce que devenait la maladie abandonnée à elle-même, afin de savoir jusqu'à quel point et comment l'art pouvait y intervenir avec utilité. Je me suis convaincu que dans la syphilis pure, dans celle que n'avaient aggravé ni l'imprudence des malades, ni l'impéritie du médecin, il y avait généralement peu à faire, et que la guérison arrivait d'une façon presque spontannée, et presque toujours dans un délai susceptible d'être prévu et annoncé à l'avance. C'est d'ailleurs ce que m'avaient montré les charlatans qui s'annoncent pour guérir, et qui souvent, en effet, guérissent sans tisane, et par un traitement simple et facile à suivre en secret et même en voyageant. C'est ce qui me fut pleinement confirmé par le fait d'un jeune médecin suisse que je vis en 1830, arrivant d'Allemagne. Il avait contracté des chancres évidemment syphilitiques, pour lésquels un médecin homœopathe de Cologne lui prescrivit le mercure soluble et la noix vomique en solution infinitésimale, à la dose d'une goutte tous les quinze jours, sans aucune médication locale; il guérit, en voyageant, dans l'espace de six semaines. Je l'ai vu à son arrivée à Paris, il avait pris deux gouttes de médicament; et les ulcères étaient en voie de cicatrisation régulière. Depuis ce temps, j'ai obtenu des guérisons semblables, même sans médicaments homœopathiques.

Vérification faite, j'ai dû reconnaître et m'avouer à moi-même que, dans le chancre, le traitement local très-simple et tel que je l'ai indiqué précédemment, est vraiment ce qu'il y a de plus utile. En effet, ayant suivi des médecins qui avaient des méthodes différentes, j'ai pu constater que les onguents mercuriels et autres n'avaient point d'avantages, et, au contraire, souvent provoquaient des inflammations accessoires surabondantes, si l'on peut ainsi dire, occasionnant des pertes de substance ou tels autres désordres qui prolongeaient évidemment la durée du mal. D'une autre part, les émollients locaux, employés surtout sous une forme aqueuse, m'ont paru avoir le grave inconvénient de délayer les produits de sécrétion morbide sans les altérer; de les étendre sur de plus grandes surfaces, et, par conséquent, de les présenter davantage à l'absorption : de telle sorte que de deux méthodes mauvaises, celle-là me paraît être la pire. Les applications excitantes avaient au moins la chance d'altérer les produits virulents, et, en provoquant l'inflammation, de rendre moins active l'absorption qui, comme chacun sait, n'est jamais moins puissante que dans les parties vivement irritées. Cette petite remarque a plus de valeur qu'on ne le croit au premier abord ; elle explique le succès de la cautérisation superficielle des chancres employée pendant le cours du traitement, et renouvelée chaque fois que l'eschare est détachée.

Les boissons tempérantes ou sudorifiques, les purgatifs, les calmants, les pilules, les solutions iodurées que j'ai vu employer souvent, ou dont l'emploi est mentionné dans les observations que j'ai consultées, me paraissent n'avoir exercé aucune influence sur la marche de la maladie que j'appelle pure, c'est-à-dire exempte des accidents de diverse nature produits par le mauvais régime et par un traitement intempestif.

La saignée générale qui active l'absorption me semble devoir être employée avec ménagement. On en usait beaucoup jadis, et à l'hôpital de Paris, en 1828-33, plusieurs médecins en faisaient faire de très-considérables, sans que la guérison fût accélérée. Les applications de sangsues, dans le centre des ulcères, rendent quelques services quand l'inflammation accessoire est très-considérable : je crois néanmoins qu'on s'en est encore exagéré l'importance ; car le repos produit presque toujours la chute de cet accident, surtout lorsqu'on y joint le pansement méthodique et la propreté, qui sont si rares chez les gens du peuple, et même chez les personnes les mieux placées dans le monde, mais ignorantes en médecine, et surtout gênées par la nécessité de cacher leur mal. J'ajouterai que théoriquement les saignées abondantes ont l'inconvénient d'activer l'absorption, et par conséquent, de multiplier les chances de l'infection générale.

Je ne m'appesantirai pas ici sur le traitement de la blennorrhagie, que je considère comme une affection non syphilitique, et pour laquelle le baume de copahu offre une médication spécifique, précieuse et efficace quand on l'emploie convenablement ; et que les injections astringentes guérissent également bien, et avec moins d'inconvénients pour l'estomac, lorsqu'elles sont pratiquées avec intelligence. Mais je répète ici que les injections échouent presque toujours entre les mains des malades, inhabiles pour la plupart et peu exacts, de même que le baume de copahu ne réussit bien qu'aux praticiens qui en ont étudié l'action et qui savent la proportionner aux dispositions individuelles.

En définitive, dans le traitement de la syphilis primitive, on doit avoir en vue d'abréger la durée des symptômes locaux, autant du moins que cela est possible, et surtout d'empêcher les produits de sécrétion morbide de s'introduire dans l'économie par les vaisseaux absorbants ; et, à plus forte raison, de ne point multiplier les sources de ces produits, afin de ne pas augmenter ainsi les chances d'infection et de syphilis constitutionnelle.

Quand on en est arrivé à cet état de choses, je

tain degré d'abstinence produit un bon effet, comme dans presque toutes les maladies chroniques.

Les bains, les boissons, les sirops, etc., me paraissent peu nécessaires ; on les prescrit pour occuper l'esprit des malades trop disposés à se soustraire à la régularité nécessaire à tout traitement. C'est donc au médecin à juger dans sa conscience, jusqu'à quel point le principe : *vulgus vult decipi, decipiatur,* est moral.

Si je voulais me faire une réputation de spécialiste, et saisir un fragment du sceptre déjà bien morcelé de la syphilis, je pourrais, et ce serait le moment, faire un livre intitulé, *le Mercure vengé,* ou *le Mercure réhabilité,* comme on a publié jadis les inconvénients, les dangers du traitement mercuriel; de même qu'aux époques de réaction politique et religieuse, on imprima les *crimes* des *rois,* des *reines* et des *papes,* dont on ne voulait plus. Je pourrais encore avoir ma préparation mercurielle, et dans ce cas, j'adopterais peut-être le lactate de mercure, comme devant être plus particulièrement facile à prendre par les vaisseaux absorbants, à raison de la présence de l'acide lactique, etc., etc. Mais non, je resterai obscur et ignoré, et je continuerai à employer tel sel soluble de mercure, et plus probablement le bichlorure à doses assez modérées pour ne provoquer sur les voies digestives ni l'irritation inflammatoire qui produit les vomissements et la fièvre, ni l'irritation sécrétoire qui entraînerait le médicament par les selles ; en un mot, suivant les règles de la thérapeutique que tout médecin instruit connaît; et en ayant l'œil sur l'état des symptômes dont l'amendement est un guide naturel, et trop peu consulté.

En effet, l'amélioration qui survient dans les affections véritablement syphilitiques, sous l'influence du traitement spécifique (j'emploie ce mot sans y attacher d'idée exclusive), est ordinairement prompte et notable. Ce n'est donc pas sans quelque fondement que l'on a pu dire que le mercure était une pierre de touche en pareil cas : seulement on s'est exagéré la valeur de ce moyen diagnostique. On voit, au reste, au bout de peu de jours, les papules cesser de se multiplier ; puis celles qui existent commencent à se résoudre, et, au bout de deux mois au plus, elles ont disparu ; les ulcères se sont cicatrisés, et il ne reste de la maladie que les traces irréparables de la destruction de quelques parties. Lorsque, dans une véritable syphilis constitutionnelle, on n'observe pas cette marche., il y a tout lieu de penser que le médicament n'est pas pris avec exactitude, ou bien qu'il n'est pas conservé. C'est alors qu'on a pu continuer l'usage du mercure pendant six mois et plus sans obtenir de succès, tandis qu'un médecin expérimenté survenant, a obtenu du même remède des effets prompts et salutaires.

Quant aux reproches adressés au traitement mercuriel, il faut les renvoyer à ceux qui l'ont employé mal à propos, et sans prendre les précautions convenables. Le mercure, administré par une main expérimentée, est tout à fait exempt d'inconvénients, malgré le préjugé contraire si répandu dans le public, et même parmi les médecins. Mais il est évidemment nuisible quand il est donné à des sujets sains, et même lorsque, chez les vénériens, il est continué au delà du terme nécessaire à la guérison. Cette remarque est importante, et voilà pourquoi j'ai dit plus haut qu'il fallait suivre avec attention la marche décroissante des symptômes, comme on le fait d'ailleurs pour régler l'emploi du quinquina, de l'opium et de la saignée. Hors de là, on est dans le faux.

Je dois m'expliquer sur l'emploi des sudorifiques, lesquels, pour le dire en passant, ne font pas suer. Ces médicaments ont été employés d'abord, et ont réussi chez des malades qui, épuisés par des traitements mercuriels intempestifs ou exagérés, y ont trouvé un asile. Dans ces cas, il est clair que la cessation d'un médicament qui nuisait a été la cause de la guérison. Ce qui le prouve, c'est l'amélioration prompte survenue, et la guérison complète et durable qui l'a suivie chez les malades qui, abandonnés, se sont réfugiés à la campagne, et y ont vécu d'une nourriture simple, grossière ; ou bien encore chez les galériens qui, arrivés au bagne dans un état déplorable, par suite de véroles traitées ou non par le mercure, y ont recouvré la santé sous l'influence du régime sévère et uniforme auquel ils se sont trouvés soumis. Le régime, d'ailleurs, on le sait, était la base de tous les traitements par les sudorifiques proposés par les divers hommes dont les noms sont devenus célèbres, et qui ont effectivement, il faut le reconnaître, guéri beaucoup de malades et contribué, au moins, à diminuer l'effroyable abus qu'on faisait du mercure. Il n'est pas mal de répéter cela aujourd'hui, car il peut y avoir des personnes ayant oublié, ou ne sachant pas qu'on a employé l'onguent mercuriel en frictions, à la dose de vingt et trente livres pour un traitement.

L'association des sudorifiques au mercure marque cette époque de résipiscence ; mais l'amélioration ne fut pas comprise de ceux mêmes qui en furent les auteurs : ils l'attribuèrent à l'addition des sudorifiques, tandis qu'en réalité elle dépendait de la soustraction du mercure. Il n'est pas indifférent de se rendre compte de qu'on fait, tous les bons esprits le savent et l'enseignent ; mais il y a eu, et il y aura toujours des hommes qui aimeront mieux croire que se donner la peine d'aller voir, et surtout la peine de faire des chiffres.

Je crois que l'association des sudorifiques est inutile quand le mercure est bien indiqué et convenablement administré, et que, dans le cas contraire, elle est impuissante à en empêcher les mauvais effets. Les purgatifs, les calmants et tels autres médicaments doivent être mis en œuvre suivant les indications qui peuvent se présenter ; mais ils ne sauraient faire partie essentiellement intégrante du traitement, à moins d'adopter le grossier empirisme qui jette tous les malades dans la même casserole (le mot n'est pas de mon invention), et les y fait cuire sans distinction, gros et petits, avec les mêmes ingrédients et pendant le même temps.

Sans faire l'histoire des nombreux médicaments qu'on a proposé de substituer au mercure , je dirai deux mots seulement de l'or et de l'iode. Lorsqu'ils ont été employés contre les symptômes primitifs, ils les ont guéris, ou plutôt ils ne les ont pas empêchés de guérir. D'ailleurs ils n'ont point, comme le mercure, suscité d'accidents spécifiques, parce que ce n'est pas dans leur nature. Voilà donc comment leur usage s'est établi et accrédité avec raison lorsqu'on les comparait avec un agent véritablement nuisible, et que l'abus qu'on en faisait rendait plus nuisible encore.

Dans la syphilis constitutionnelle , ils venaient souvent après le mercure employé au delà de la mesure, ou bien dans des cas de pseudo-syphilis, ou, pour parler plus exactement, dans des cas de méprise ; et , comme l'amélioration succédait à leur usage, on disait : *post hoc, ergo propter hoc.* On a beaucoup raisonné comme cela en pathologie syphilitique ; à part les nombreuses circonstances où le désir d'établir un lucratif monopole est venu offusquer des yeux faits, d'ailleurs, pour y voir bien clair.

Faut-il s'occuper des symptômes locaux dans la syphilis constitutionnelle (j'entends toujours par là ce que je nomme syphilide papuleuse)? Oui certes, il faut s'en occuper, pour donner plus tôt au malade du soulagement et du calme, et pour prévenir les désordres et les difformités ; car l'action spécifique du médicament suffirait pour amener la guérison un peu plus tôt ou un peu plus tard. Le moyen le plus propre à produire ce résultat m'a paru être la cautérisation superficielle avec le nitrate d'argent. Elle agit en couvrant les parties malades d'une couche protectrice inamovible, tandis que les appareils de pansement sont souvent difficiles à placer et à maintenir, sur les parties où siége d'ordinaire la syphilide papuleuse, et où elle est le plus incommode. En conséquence de cette manière d'expliquer le fait, il faut renouveler la cautérisation lorsque l'eschare est tombée. On ne saurait croire les effets que produit cette opération sur des parties rouges, enflammées et suppurantes, et sur lesquelles, d'après les idées vulgaires, on serait disposé à mettre des émollients de toute espèce, qui ne font que perpétuer le mal, ainsi que l'expérience comparative l'a démontré. Mais, quelque utile que soit la cautérisation, comme accessoire, elle ne suffit pas à la guérison, elle n'empêche pas l'éruption de nouvelles papules, on peut en être certain; et il faut, pour ne pas perdre de temps, recourir de suite au traitement mercuriel, qui, s'il n'est pas l'unique qui puisse guérir, est au moins celui qui guérit le mieux et le plus promptement.

Je n'exposerai pas plus en détail les règles à suivre pour l'emploi de la cautérisation, qui s'applique à beaucoup de cas; je rappellerai seulement ce que j'ai dit ailleurs du traitement de l'onglade syphilitique par le moyen de la cautérisation, traitement simple, exempt de douleur, substitué à la barbare pratique de l'arrachement. Je ferai remarquer encore que la syphilide papuleuse, quoique se montrant sur plusieurs parties du corps , et produisant des phénomènes d'aspects très-variés , guérit par le même procédé : le mercure et la cautérisation.

Les végétations, les excroissances , les engorgements ganglionaires et les ulcères indurés qui leur succèdent ; les affections cutanées diverses, les exostoses, les douleurs ostéocopes qui coïncident avec la syphilis primitive et secondaire plus souvent qu'avec aucune autre maladie, ne sont point de la même nature, quoique souvent ils guérissent pendant le traitement. Plus souvent encore ils subsistent, malgré la disparition des symptômes locaux et caractéristiques de la maladie ; et alors ils doivent être attaqués individuellement et localement. Réitérer le traitement mercuriel, le renouveler une troisième et une quatrième fois, comme cela se faisait il n'y pas longtemps encore, c'est une pratique absurde et funeste.

Pour les végétations (outre qu'on les voit souvent guérir d'elles-mêmes) ; lorsqu'elles sont récentes, la propreté et la charpie sèche, avec la cautérisation superficielle ; quand elles sont anciennes et consistantes, l'excision ; pour les excroissances qui consistent dans l'induration du tissu cellulaire sous-muqueux des replis, la cautérisation superficielle, suffisent généralement. L'excision de ces replis, de même que celle des bords indurés des ulcères, est généralement inutile, quand on sait employer des moyens plus doux.

On vient à bout des ulcères chroniques par des pansements méthodiques faits seulement tous les deux ou trois jours, plus rarement même s'il est besoin. Ces ulcères étaient fort communs à une certaine époque à l'hôpital des Vénériens de Paris, parce que les pansements étaient faits par les malades eux-mêmes ou par des infirmiers : ils le sont beaucoup moins à présent. C'est en écartant les pansements, surtout, qu'agissaient les plaques de plomb, les matières emplastiques coulées dans les sinuosités des ulcères. Telle est aussi l'utilité principale des lames de caoutchouc, qu'on emploie actuellement pour accélérer la guérison des ulcères opiniâtres.

Pour peu qu'on réfléchisse à la nature et à la marche de l'exostose, on comprendra combien il est peu rationnel de prétendre la guérir par le traitement mercuriel, lorsqu'elle est parvenue à un certain degré de solidité et d'organisation. Autant vaudrait tenter de résoudre le tibia ou le fémur. D'ailleurs, ce phénomène coïncide avec tant de maladies, qu'il n'y a pas de raison pour l'attribuer particulièrement à la syphilis.

Enfin, les douleurs nocturnes dans les membres, ou dans les os de la tête, ne suffisent pas non plus pour motiver le traitement mercuriel, bien qu'on les ait vues souvent céder pendant la durée de ce traitement. Il est vrai que, dans les cas de ce genre, elles coïncidaient avec la syphilide papuleuse.

Au reste, ce serait une manière vicieuse de raisonner que de dire qu'une affection est une syphilis larvée, par cela seul qu'elle a guéri pendant un traitement mercuriel ; ce serait le pendant de cette argumentation qui consiste à dire que la blennorrhagie n'est pas syphilitique , parce qu'elle ne produit pas de pustule à l'inoculation, et qu'elle ne produit pas de pustule à l'inoculation, parce qu'elle provient d'une irritation non spécifique.

Puisque le hasard me ramène à parler de la blennorrhagie, je dirai que la question de savoir si la blennorrhagie est syphilitique ou non , ne change rien à la pratique. En effet, tant que c'est un symptôme local, traitement simple et expectant ou abortif ; et quand il y a infection générale, traitement spécifique. Il n'y a rien qui puisse arrêter le médecin.

Voilà ma théorie, c'est-à-dire ma manière de voir sur la syphilis : je la soumets et l'abandonne de tout mon cœur à ceux qui voudront la juger. A mon entrée dans la pratique, n'ayant pour guides que les livres de cette époque, j'aurais été fort embarrassé pour traiter une maladie qui m'était présentée comme faisant exception à toutes les règles de la pathologie et de la thérapeutique : d'un autre côté, l'école physiologique m'offrait une dénégation complète des doctrines reçues. Dans ces circonstances, j'allai à l'hôpital des Vénériens, et là, pendant cinq ans, j'ai observé attentivement les malades des divers services, j'ai lu et analysé les observations de mes devanciers, et comparant le tout, je suis arrivé aux conclusions formulées dans cette lettre, conclusions d'après lesquelles j'ai agi depuis lors, continuant mes études cliniques et mes lectures.

On peut dire de toutes les questions du monde, *adhuc sub judice lis est,* et je suis loin de prétendre clore la discussion : seulement je propose une opinion simple, naturelle, et qui se rattache à quelque chose de connu. Il est vrai qu'elle attaque un monopole médico-pharmaceutique, et que c'est une raison puissante pour qu'elle ne soit pas accueillie. Mais je m'estimerais heureux, n'eût-elle convaincu que le moindre de mes confrères, à plus forte raison, si elle avait trouvé grâce près des hommes placés à la tête des grands hôpitaux ou dans les chaires cliniques ; et si, passant par leur bouche, elle allait produire le bien dont je crois sincèrement qu'elle contient le germe. Je souhaiterais surtout, qu'accueillie et vérifiée par les internes des hôpitaux, elle pût entrer dans la pratique à laquelle ils ont bien voulu se livrer, et que, vulgarisée en France, elle pût s'étendre encore au delà.

Je sais bien qu'on va m'accuser de réduire à rien la médecine dans le traitement de la syphilis ; qu'on va me dire que les malades ne s'accommoderont pas d'un traitement si simple, et qu'il faut accorder quelque chose aux opinions dominantes, bien qu'elles soient peu fondées. Alors, je répondrai que je présente des règles générales qu'il sera loisible à chacun d'appliquer suivant les circonstances ; et d'ailleurs, n'est-ce rien que le pansement méthodique, le régime et un médicament spécifique, c'est-à-dire dont les effets sont assez constants pour qu'on n'ait pas besoin, dans le plus grand nombre des cas, de recourir à un autre.

D'ailleurs, les esprits sont plus mûrs pour ces idées qu'on n'est porté à le croire ; les faits parlent, le voile de merveilleuses ténèbres, dont on enveloppait la syphilis et son traitement, est percé à jour ; et l'on chercherait vainement à en recoudre les lambeaux. On a beau dire que la syphilis est répandue par la dissolution de nos mœurs, et par l'abandon de l'ancienne thérapeutique ; il est évident aux yeux de tout le monde que les ravages de cette maladie sont en somme beaucoup moins graves, et qu'ils sont en raison inverse de la propreté et de l'instruction. Je suis plus que jamais persuadé qu'on doit dire de la syphilis, ce que Fodéré écrivait du scorbut : « *Plus les gouvernements deviendront tutélaires, plus la maladie dont nous parlons disparaîtra du cadre des épidémies, pour reparaître de nouveau quand les scènes du moyen âge s'offriront derechef sur le théâtre de ce monde.* »

Que les vénériens, au lieu d'être repoussés, soient admis dans tous les hôpitaux indistinctement, que tous les médecins soient appelés à leur donner des soins et à étudier directement les symptômes syphilitiques dans toutes leurs formes, et les ravages de la maladie déjà bien limités, quoi qu'on dise, seront encore réduits à une plus faible proportion, s'ils ne disparaissent complétement, comme je le crois possible.

POSTSCRIPTUM.

J'ai envoyé ma lettre à plusieurs sociétés médicales; quelques-unes l'ont assez mal traitée; je m'attendais à cet événement, et n'en ai point été contristé, ni découragé. Quelques médecins ont trouvé que j'avais exprimé leurs idées ; ce n'est pas une raison pour que nous ne nous soyons pas trompés de compagnie. Quoi qu'il en soit, j'ai remarqué que ceux-là m'ont témoigné le plus de sympathie qui, placés à la tête d'hôpitaux spéciaux, se sont trouvés en position d'observer et d'expérimenter sur une grande échelle. J'ai trouvé peu d'opposition chez les personnes auxquelles j'ai pu exposer verbalement ma manière de voir, et qui, m'ayant proposé leurs objections, ont bien voulu écouter mes réponses. Je suis convaincu, par exemple, que si je pouvais avoir une heure de conférence avec l'auteur anonyme du compte rendu de ma brochure, inséré dans la *Gazette médicale* du 25 février 1845, nous serions tout à fait d'accord. Je souhaiterais que cet honorable confrère voulût bien essayer de voir ce que devient une syphilis, sous l'influence d'une expectation telle que la conçoivent tous les médecins éclairés comme lui. Ce serait aussi pour moi une grande satisfaction, qu'il voulût bien dire jusqu'à quel point mes humbles travaux ont suivi ou précédé tels ouvrages qui font en quelque sorte loi sur la matière. Mais j'aimerais surtout qu'un esprit aussi judicieux hésitât avant d'écrire le mot *protéiforme,* appliqué à la syphilis, et avant de déclarer ÉVIDEMMENT *syphilitiques* l'iritis, l'alopécie, la carie des os profonds, le nodus, l'exostose, etc. Oui, mon cher et honorable confrère, je vous supplie, puisque vous êtes à la tête d'un hôpital, d'examiner de nouveau ces questions; et je compte assez sur votre loyauté pour penser que vous ferez part au public médical de vos nouvelles observations. Les hommes comme vous peuvent revenir sans honte sur ce qu'ils ont dit, lorsque la vérité leur semble apparaître ailleurs que là où ils croyaient l'avoir vue d'abord.

L'auteur de l'analyse dont je parle m'a traité avec trop de bienveillance, je dirai même d'indulgence, pour que je ne me sente pas encouragé à lui demander une grâce : c'est de vouloir bien lire de nouveau ma lettre avec une disposition favorable, c'est-à-dire en différant jusqu'à la fin les observations et les objections. Peut-être telle chose, qu'il a trouvée inadmissible au premier abord, finirait-elle par lui sembler moins malsonnante.

Pour ce qui concerne l'iode, j'ai contre lui, je l'avoue, un grand grief; c'est qu'on en a fait une selle à tous chevaux. Avez-vous les écrouelles? avez-vous le cancer? avez-vous la syphilis? prenez mon..... iode. Lajinjole ne dirait pas mieux. Mais je ne nie pas qu'il ne puisse être fort utile dans telle circonstance donnée, ne fût-ce que pour faire passer le mercure absorbé à l'état de proto-iodure insoluble. Au reste, je serais bien malheureux, si le critique, auquel je soumets particulièrement ces quelques mots, avait pu me

prendre pour un homme qui se plaît à nier et à dé-
truire. Plus ma foi est ferme et vive dans la thérapeutique réelle, et appuyée sur des observations exactes
et judicieuses, plus je regarde comme un droit et
comme un devoir d'examiner à fond, et même avec
une certaine défiance, toutes les nouveautés en ce
genre. Boyer, dont je me félicite d'avoir été l'élève,
nous disait avec une bonhomie qui semble n'être
plus de mode parmi les puissants du jour : « Allons,
dépêchons-nous d'employer ce remède, tandis qu'il
guérit encore. » Il disait aussi qu'il n'avait pas vu
qu'une doctrine médicale durât plus de dix ans.

A cette occasion, je ne puis m'empêcher de songer
à l'affaire, actuellement pendante devant les tribu-
naux, du pharmacien d'un grand hôpital, qui, pendant plus de deux ans, a détourné à son profit tous
les médicaments actifs et coûteux, annihilant ainsi,
ou au moins atténuant beaucoup les prescriptions
des médecins. Supposé que ceux-ci publient des observations recueillies pendant cette période, que de-
vra-t-on penser des effets des médicaments, et de
l'iodure de potassium, qui est fort cher, comme on
sait ?... Tout doit être enseignement pour l'homme
qui pense !

Au reste, si j'ai poussé trop loin le scepticisme, on
voudra bien convenir au moins que la naïve bonne foi
de mes adversaires me donnait bien beau jeu, et me
rendre cette justice que je me suis empressé d'aban-
donner mes opinions, et d'entreprendre de nouvelles
recherches toutes les fois qu'une critique bienveil-

lante ou hostile m'a suscité quelque nouveau doute.

J'ai cru que, parlant à des hommes éclairés et n'ayant point de parti pris, je pouvais me dispenser d'entrer dans d'interminables détails, je le pense encore ; cependant, je suis tout prêt à donner tous les éclaircissements qu'on voudra bien me demander, et pour cela je me propose, au mois de mai prochain, d'ouvrir des conférences pratiques dans lesquelles je soumettrai mes idées à une discussion de bonne foi, cherchant à m'éclairer d'abord. Je tâcherai de répondre aux objections qui me seront adressées, pourvu qu'elles soient nettement formulées par écrit.

Je n'entreprendrai donc point de grossir cette lettre et d'en faire un traité de la syphilis : j'attendrai l'effet de ces quelques mots lancés dans le public médical sans autorité comme sans patronage, et plus tard, peut-être, j'essaierai de rédiger une monographie *à priori*, c'est-à-dire dégagée de toute discussion des opinions antérieures, telle en effet qu'elle devrait être si la maladie, jusqu'alors inconnue, faisait sa première apparition parmi nous.

J'irai, s'il le faut, dans les hôpitaux spéciaux et dans les cliniques, examiner la pratique des médecins et des chirurgiens qui s'occupent de la syphilis, soit habituellement, soit accidentellement ; je chercherai leurs principes dans leurs actes ; je les comparerai entre eux ; je les traduirai à la barre de l'opinion publique médicale, et je ne prendrai point de repos que la question ne soit décidée.

FIN.

www.ingramcontent.com/pod-product-compliance
Ingram Content Group UK Ltd.
Pitfield, Milton Keynes, MK11 3LW, UK
UKHW021120140726
13695UKWH00004B/1615